Mon cahier de beauté

Ce cahier appartient à

Prénom ______________________________

En souhaitant que votre planificateur,
vous a donné une entière satisfaction.

Merci de me laisser une évaluation,
afin de me soutenir dans mes créations.

Sonia Autrice indépendante

Scanné le code.

Merci ! pour votre évaluation

ROUTINE BEAUTÉ HEBDOMADAIRE

	VISAGE	CORPS	CHEVEU
LUNDI			
MARDI			
MERCREDI			
JEUDI			
VENDREDI			
SAMEDI			
DIMANCHE			

ROUTINE BEAUTÉ HEBDOMADAIRE

	VISAGE	CORPS	CHEVEU
LUNDI			
MARDI			
MERCREDI			
JEUDI			
VENDREDI			
SAMEDI			
DIMANCHE			

ROUTINE BEAUTÉ HEBDOMADAIRE

	VISAGE	CORPS	CHEVEU
LUNDI			
MARDI			
MERCREDI			
JEUDI			
VENDREDI			
SAMEDI			
DIMANCHE			

ROUTINE DE SOINS DE LA PEAU

Une fois par semaine

Deux fois par semaine

Trois fois par semaine

Quatre fois par semaine

Cinq fois par semaine

ROUTINE DE SOINS DE LA PEAU

Une fois par semaine

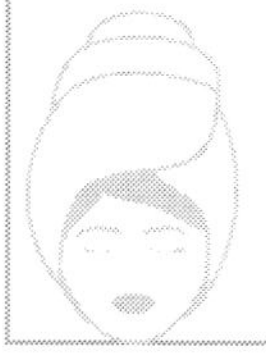

Deux fois par semaine

Trois fois par semaine

Quatre fois par semaine

Cinq fois par semaine

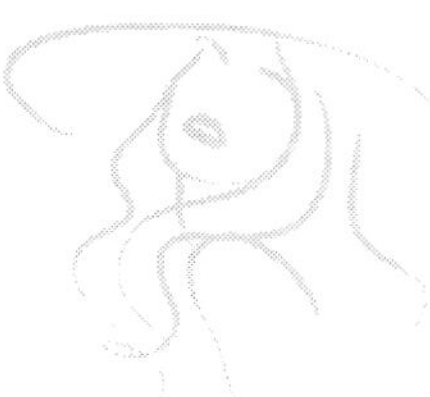

SUIVI DE ROUTINE DE SOINS DE LA PEAU

MOIS :

Habitude :	1	2	3	4	5	6	7	8	9	10	11	12	13	14	15	16
	17	18	19	20	21	22	23	24	25	26	27	28	29	30	31	
Objectif :	Fait :								Récompense :							

Habitude :	1	2	3	4	5	6	7	8	9	10	11	12	13	14	15	16
	17	18	19	20	21	22	23	24	25	26	27	28	29	30	31	
Objectif :	Fait :								Récompense :							

Habitude :	1	2	3	4	5	6	7	8	9	10	11	12	13	14	15	16
	17	18	19	20	21	22	23	24	25	26	27	28	29	30	31	
Objectif :	Fait :								Récompense :							

Habitude :	1	2	3	4	5	6	7	8	9	10	11	12	13	14	15	16
	17	18	19	20	21	22	23	24	25	26	27	28	29	30	31	
Objectif :	Fait :								Récompense :							

Habitude :	1	2	3	4	5	6	7	8	9	10	11	12	13	14	15	16
	17	18	19	20	21	22	23	24	25	26	27	28	29	30	31	
Objectif :	Fait :								Récompense :							

Habitude :	1	2	3	4	5	6	7	8	9	10	11	12	13	14	15	16
	17	18	19	20	21	22	23	24	25	26	27	28	29	30	31	
Objectif :	Fait :								Récompense :							

Habitude :	1	2	3	4	5	6	7	8	9	10	11	12	13	14	15	16
	17	18	19	20	21	22	23	24	25	26	27	28	29	30	31	
Objectif :	Fait :								Récompense :							

SUIVI DE ROUTINE DE SOINS DE LA PEAU

MOIS :

Habitude :	1	2	3	4	5	6	7	8	9	10	11	12	13	14	15	16
	17	18	19	20	21	22	23	24	25	26	27	28	29	30	31	
Objectif :	Fait :								Récompense :							

Habitude :	1	2	3	4	5	6	7	8	9	10	11	12	13	14	15	16
	17	18	19	20	21	22	23	24	25	26	27	28	29	30	31	
Objectif :	Fait :								Récompense :							

Habitude :	1	2	3	4	5	6	7	8	9	10	11	12	13	14	15	16
	17	18	19	20	21	22	23	24	25	26	27	28	29	30	31	
Objectif :	Fait :								Récompense :							

Habitude :	1	2	3	4	5	6	7	8	9	10	11	12	13	14	15	16
	17	18	19	20	21	22	23	24	25	26	27	28	29	30	31	
Objectif :	Fait :								Récompense :							

Habitude :	1	2	3	4	5	6	7	8	9	10	11	12	13	14	15	16
	17	18	19	20	21	22	23	24	25	26	27	28	29	30	31	
Objectif :	Fait :								Récompense :							

Habitude :	1	2	3	4	5	6	7	8	9	10	11	12	13	14	15	16
	17	18	19	20	21	22	23	24	25	26	27	28	29	30	31	
Objectif :	Fait :								Récompense :							

Habitude :	1	2	3	4	5	6	7	8	9	10	11	12	13	14	15	16
	17	18	19	20	21	22	23	24	25	26	27	28	29	30	31	
Objectif :	Fait :								Récompense :							

SUIVI DE ROUTINE DE SOINS DE LA PEAU

MOIS :

Habitude :	1	2	3	4	5	6	7	8	9	10	11	12	13	14	15	16
	17	18	19	20	21	22	23	24	25	26	27	28	29	30	31	
Objectif :	Fait :								Récompense :							

Habitude :	1	2	3	4	5	6	7	8	9	10	11	12	13	14	15	16
	17	18	19	20	21	22	23	24	25	26	27	28	29	30	31	
Objectif :	Fait :								Récompense :							

Habitude :	1	2	3	4	5	6	7	8	9	10	11	12	13	14	15	16
	17	18	19	20	21	22	23	24	25	26	27	28	29	30	31	
Objectif :	Fait :								Récompense :							

Habitude :	1	2	3	4	5	6	7	8	9	10	11	12	13	14	15	16
	17	18	19	20	21	22	23	24	25	26	27	28	29	30	31	
Objectif :	Fait :								Récompense :							

Habitude :	1	2	3	4	5	6	7	8	9	10	11	12	13	14	15	16
	17	18	19	20	21	22	23	24	25	26	27	28	29	30	31	
Objectif :	Fait :								Récompense :							

Habitude :	1	2	3	4	5	6	7	8	9	10	11	12	13	14	15	16
	17	18	19	20	21	22	23	24	25	26	27	28	29	30	31	
Objectif :	Fait :								Récompense :							

Habitude :	1	2	3	4	5	6	7	8	9	10	11	12	13	14	15	16
	17	18	19	20	21	22	23	24	25	26	27	28	29	30	31	
Objectif :	Fait :								Récompense :							

RENDEZ-VOUS SOINS DE LA PEAU

Rendez-vous	Heure	Lieu	Coût
	Date:	Professionnel de la Beauté:	Numéro de téléphone:
	Heure:		Site Internet:

Rendez-vous	Heure	Lieu	Coût
	Date:	Professionnel de la Beauté:	Numéro de téléphone:
	Heure:		Site Internet:

Rendez-vous	Heure	Lieu	Coût
	Date:	Professionnel de la Beauté:	Numéro de téléphone:
	Heure:		Site Internet:

Rendez-vous	Heure	Lieu	Coût
	Date:	Professionnel de la Beauté:	Numéro de téléphone:
	Heure:		Site Internet:

Rendez-vous	Heure	Lieu	Coût
	Date:	Professionnel de la Beauté:	Numéro de téléphone:
	Heure:		Site Internet:

Rendez-vous	Heure	Lieu	Coût
	Date:	Professionnel de la Beauté:	Numéro de téléphone:
	Heure:		Site Internet:

RENDEZ-VOUS SOINS DE LA PEAU

Rendez-vous	Heure	Lieu	Coût
	Date:	Professionnel de la Beauté:	Numéro de téléphone:
	Heure:		Site Internet:

Rendez-vous	Heure	Lieu	Coût
	Date:	Professionnel de la Beauté:	Numéro de téléphone:
	Heure:		Site Internet:

Rendez-vous	Heure	Lieu	Coût
	Date:	Professionnel de la Beauté:	Numéro de téléphone:
	Heure:		Site Internet:

Rendez-vous	Heure	Lieu	Coût
	Date:	Professionnel de la Beauté:	Numéro de téléphone:
	Heure:		Site Internet:

Rendez-vous	Heure	Lieu	Coût
	Date:	Professionnel de la Beauté:	Numéro de téléphone:
	Heure:		Site Internet:

Rendez-vous	Heure	Lieu	Coût
	Date:	Professionnel de la Beauté:	Numéro de téléphone:
	Heure:		Site Internet:

OBJECTIFS DE SOINS DE LA PEAU

Situation actuelle	Solutions

Objectifs	Notes

OBJECTIFS DE SOINS DE LA PEAU

Situation actuelle	Solutions

Objectifs	Notes

ROUTINE DE MA PEAU

MOIS :

Évolution de la peau	1	2	3	4	5	6	7	8	9	10

SÈCHE HUILEUSE

CE QUE JE RESSENS POUR MA PEAU

COMMENT JE VOUDRAIS QUE MA PEAU SOIT

SOLUTIONS

MA ROUTINE PEAU DU MATIN

MA ROUTINE PEAU DE NUIT

ROUTINE DE MA PEAU

MOIS :

Évolution de la peau	1	2	3	4	5	6	7	8	9	10

SÈCHE

HUILEUSE

CE QUE JE RESSENS POUR MA PEAU

COMMENT JE VOUDRAIS QUE MA PEAU SOIT

SOLUTIONS

MA ROUTINE PEAU DU MATIN

MA ROUTINE PEAU DE NUIT

ROUTINE DE MA PEAU

MOIS :

Évolution de la peau	1	2	3	4	5	6	7	8	9	10

SÈCHE HUILEUSE

CE QUE JE RESSENS POUR MA PEAU

COMMENT JE VOUDRAIS QUE MA PEAU SOIT

SOLUTIONS

MA ROUTINE PEAU DU MATIN

MA ROUTINE PEAU DE NUIT

MES PRODUITS FAVORIS

Article:		Date d'achat:		LE PRIX
Marque:		Date d'expiration:		

Article:		Date d'achat:		LE PRIX
Marque:		Date d'expiration:		

Article:		Date d'achat:		LE PRIX
Marque:		Date d'expiration:		

Article:		Date d'achat:		LE PRIX
Marque:		Date d'expiration:		

Article:		Date d'achat:		LE PRIX
Marque:		Date d'expiration:		

Article:		Date d'achat:		LE PRIX
Marque:		Date d'expiration:		

Article:		Date d'achat:		LE PRIX
Marque:		Date d'expiration:		

MES PRODUITS FAVORIS

Article:		Date d'achat:		LE PRIX
Marque:		Date d'expiration:		

Article:		Date d'achat:		LE PRIX
Marque:		Date d'expiration:		

Article:		Date d'achat:		LE PRIX
Marque:		Date d'expiration:		

Article:		Date d'achat:		LE PRIX
Marque:		Date d'expiration:		

Article:		Date d'achat:		LE PRIX
Marque:		Date d'expiration:		

Article:		Date d'achat:		LE PRIX
Marque:		Date d'expiration:		

Article:		Date d'achat:		LE PRIX
Marque:		Date d'expiration:		

SOINS DE LA PEAU - LISTE DE SOUHAITS

OBJET:		LE PRIX
MARQUE:		

OBJET:		LE PRIX
MARQUE:		

OBJET:		LE PRIX
MARQUE:		

OBJET:		LE PRIX
MARQUE:		

OBJET:		LE PRIX
MARQUE:		

OBJET:		LE PRIX
MARQUE:		

OBJET:		LE PRIX
MARQUE:		

SOINS DE LA PEAU - LISTE DE SOUHAITS

OBJET:		LE PRIX
MARQUE:		

OBJET:		LE PRIX
MARQUE:		

OBJET:		LE PRIX
MARQUE:		

OBJET:		LE PRIX
MARQUE:		

OBJET:		LE PRIX
MARQUE:		

OBJET:		LE PRIX
MARQUE:		

OBJET:		LE PRIX
MARQUE:		

SUIVI DE SOINS DE LA PEAU

MOIS		LA SEMAINE	

ROUTINE MATINALE	L	M	M	J	V	S	D

ROUTINE DU SOIR	L	M	M	J	V	S	D

SUIVI DE SOINS DE LA PEAU

MOIS		LA SEMAINE	

ROUTINE MATINALE	L	M	M	J	V	S	D

ROUTINE DU SOIR	L	M	M	J	V	S	D

SUIVI DE SOINS DE LA PEAU

MOIS		LA SEMAINE	

ROUTINE MATINALE	L	M	M	J	V	S	D

ROUTINE DU SOIR	L	M	M	J	V	S	D

AVIS SUR LES PRODUITS

Marque de produit	Date d'achat	Prix

Avis	Produits similaires
	ACHETER ENCORE OUI NON
	RECOMMANDER OUI NON

Avis	Produits similaires
	ACHETER ENCORE OUI NON
	RECOMMANDER OUI NON

Avis	Produits similaires
	ACHETER ENCORE OUI NON
	RECOMMANDER OUI NON

AVIS SUR LES PRODUITS

Marque de produit		Date d'achat		Prix	

Avis	Produits similaires				
	ACHETER ENCORE	OUI		NON	
	RECOMMANDER	OUI		NON	

Avis	Produits similaires				
	ACHETER ENCORE	OUI		NON	
	RECOMMANDER	OUI		NON	

Avis	Produits similaires				
	ACHETER ENCORE	OUI		NON	
	RECOMMANDER	OUI		NON	

AVIS SUR LES PRODUITS

Marque de produit	Date d'achat	Prix

Avis

Produits similaires

ACHETER ENCORE OUI NON

RECOMMANDER OUI NON

Avis

Produits similaires

ACHETER ENCORE OUI NON

RECOMMANDER OUI NON

Avis

Produits similaires

ACHETER ENCORE OUI NON

RECOMMANDER OUI NON

PRISE DE RENDEZ-VOUS

Rendez-vous	Heure	Lieu	Coût
	Date:	Professionnel de la Beauté:	Numéro de téléphone:
	Heure:		Site Internet:

Rendez-vous	Heure	Lieu	Coût
	Date:	Professionnel de la Beauté:	Numéro de téléphone:
	Heure:		Site Internet:

Rendez-vous	Heure	Lieu	Coût
	Date:	Professionnel de la Beauté:	Numéro de téléphone:
	Heure:		Site Internet:

Rendez-vous	Heure	Lieu	Coût
	Date:	Professionnel de la Beauté:	Numéro de téléphone:
	Heure:		Site Internet:

Rendez-vous	Heure	Lieu	Coût
	Date:	Professionnel de la Beauté:	Numéro de téléphone:
	Heure:		Site Internet:

Rendez-vous	Heure	Lieu	Coût
	Date:	Professionnel de la Beauté:	Numéro de téléphone:
	Heure:		Site Internet:

PRISE DE RENDEZ-VOUS

Rendez-vous	Heure	Lieu	Coût
	Date:	Professionnel de la Beauté:	Numéro de téléphone:
	Heure:		Site Internet:

Rendez-vous	Heure	Lieu	Coût
	Date:	Professionnel de la Beauté:	Numéro de téléphone:
	Heure:		Site Internet:

Rendez-vous	Heure	Lieu	Coût
	Date:	Professionnel de la Beauté:	Numéro de téléphone:
	Heure:		Site Internet:

Rendez-vous	Heure	Lieu	Coût
	Date:	Professionnel de la Beauté:	Numéro de téléphone:
	Heure:		Site Internet:

Rendez-vous	Heure	Lieu	Coût
	Date:	Professionnel de la Beauté:	Numéro de téléphone:
	Heure:		Site Internet:

Rendez-vous	Heure	Lieu	Coût
	Date:	Professionnel de la Beauté:	Numéro de téléphone:
	Heure:		Site Internet:

MAQUILLAGE - LISTE DE SOUHAITS

OBJET:		LE PRIX
MARQUE:		

OBJET:		LE PRIX
MARQUE:		

OBJET:		LE PRIX
MARQUE:		

OBJET:		LE PRIX
MARQUE:		

OBJET:		LE PRIX
MARQUE:		

OBJET:		LE PRIX
MARQUE:		

OBJET:		LE PRIX
MARQUE:		

MAQUILLAGE - LISTE DE SOUHAITS

OBJET:		LE PRIX
MARQUE:		

OBJET:		LE PRIX
MARQUE:		

OBJET:		LE PRIX
MARQUE:		

OBJET:		LE PRIX
MARQUE:		

OBJET:		LE PRIX
MARQUE:		

OBJET:		LE PRIX
MARQUE:		

OBJET:		LE PRIX
MARQUE:		

PRODUITS DE MAQUILLAGE

Article:		Date d'achat:		LE PRIX
Marque:		Date d'expiration:		

Article:		Date d'achat:		LE PRIX
Marque:		Date d'expiration:		

Article:		Date d'achat:		LE PRIX
Marque:		Date d'expiration:		

Article:		Date d'achat:		LE PRIX
Marque:		Date d'expiration:		

Article:		Date d'achat:		LE PRIX
Marque:		Date d'expiration:		

Article:		Date d'achat:		LE PRIX
Marque:		Date d'expiration:		

Article:		Date d'achat:		LE PRIX
Marque:		Date d'expiration:		

PRODUITS DE MAQUILLAGE

Article:		Date d'achat:		LE PRIX
Marque:		Date d'expiration:		

Article:		Date d'achat:		LE PRIX
Marque:		Date d'expiration:		

Article:		Date d'achat:		LE PRIX
Marque:		Date d'expiration:		

Article:		Date d'achat:		LE PRIX
Marque:		Date d'expiration:		

Article:		Date d'achat:		LE PRIX
Marque:		Date d'expiration:		

Article:		Date d'achat:		LE PRIX
Marque:		Date d'expiration:		

Article:		Date d'achat:		LE PRIX
Marque:		Date d'expiration:		

PRODUIT DE BEAUTÉ DIY

PRODUIT :

Ingrédients	Instructions

Comment utiliser	Avantages

PRODUIT DE BEAUTÉ DIY

PRODUIT :

Ingrédients	Instructions

Comment utiliser	Avantages

PRODUIT DE BEAUTÉ DIY

PRODUIT :

Ingrédients	Instructions

Comment utiliser	Avantages

MASQUE BEAUTÉ VISAGE

Masque:				Avantages:
La source:				
Application:		Poser sur:		
La semaine:		Min :		
Ingrédients:				

Masque:				Avantages:
La source:				
Application:		Poser sur:		
La semaine:		Min :		
Ingrédients:				

Masque:				Avantages:
La source:				
Application:		Poser sur:		
La semaine:		Min :		
Ingrédients:				

MASQUE BEAUTÉ VISAGE

Masque:				Avantages:
La source:				
Application:		Poser sur:		
La semaine:		Min :		
Ingrédients:				

Masque:				Avantages:
La source:				
Application:		Poser sur:		
La semaine:		Min :		
Ingrédients:				

Masque:				Avantages:
La source:				
Application:		Poser sur:		
La semaine:		Min :		
Ingrédients:				

RENDEZ-VOUS COIFFEUR

Rendez-vous	Heure	Lieu	Coût
	Date:	Professionnel de la Beauté:	Numéro de téléphone:
	Heure:		Site Internet:

Rendez-vous	Heure	Lieu	Coût
	Date:	Professionnel de la Beauté:	Numéro de téléphone:
	Heure:		Site Internet:

Rendez-vous	Heure	Lieu	Coût
	Date:	Professionnel de la Beauté:	Numéro de téléphone:
	Heure:		Site Internet:

Rendez-vous	Heure	Lieu	Coût
	Date:	Professionnel de la Beauté:	Numéro de téléphone:
	Heure:		Site Internet:

Rendez-vous	Heure	Lieu	Coût
	Date:	Professionnel de la Beauté:	Numéro de téléphone:
	Heure:		Site Internet:

Rendez-vous	Heure	Lieu	Coût
	Date:	Professionnel de la Beauté:	Numéro de téléphone:
	Heure:		Site Internet:

RENDEZ-VOUS COIFFEUR

Rendez-vous	Heure	Lieu	Coût
	Date:	Professionnel de la Beauté:	Numéro de téléphone:
	Heure:		Site Internet:

Rendez-vous	Heure	Lieu	Coût
	Date:	Professionnel de la Beauté:	Numéro de téléphone:
	Heure:		Site Internet:

Rendez-vous	Heure	Lieu	Coût
	Date:	Professionnel de la Beauté:	Numéro de téléphone:
	Heure:		Site Internet:

Rendez-vous	Heure	Lieu	Coût
	Date:	Professionnel de la Beauté:	Numéro de téléphone:
	Heure:		Site Internet:

Rendez-vous	Heure	Lieu	Coût
	Date:	Professionnel de la Beauté:	Numéro de téléphone:
	Heure:		Site Internet:

Rendez-vous	Heure	Lieu	Coût
	Date:	Professionnel de la Beauté:	Numéro de téléphone:
	Heure:		Site Internet:

ROUTINES DE SOINS CAPILLAIRES

Une fois par semaine

Deux fois par semaine

Trois fois par semaine

Quatre fois par semaine

Cinq fois par semaine

OBJECTIFS DE SOINS CAPILLAIRES

Situation actuelle	Solutions

Objectifs	Notes

OBJECTIFS DE SOINS CAPILLAIRES

Situation actuelle	Solutions

Objectifs	Notes

SUIVI DE SOINS CAPILLAIRES

Mois	La semaine

Routine de ma semaine	L	M	M	J	V	S	D

Ma routine du matin	L	M	M	J	V	S	D

Ma routine du soir	L	M	M	J	V	S	D

SUIVI DE SOINS CAPILLAIRES

Mois		La semaine	

Routine de ma semaine	L	M	M	J	V	S	D

Ma routine du matin	L	M	M	J	V	S	D

Ma routine du soir	L	M	M	J	V	S	D

SUIVI DE SOINS CAPILLAIRES

Mois		La semaine	

Routine de ma semaine	L	M	M	J	V	S	D

Ma routine du matin	L	M	M	J	V	S	D

Ma routine du soir	L	M	M	J	V	S	D

PRODUITS DE SOINS CAPILLAIRES

Article:		Date d'achat:		LE PRIX
Marque:		Date d'expiration:		

Article:		Date d'achat:		LE PRIX
Marque:		Date d'expiration:		

Article:		Date d'achat:		LE PRIX
Marque:		Date d'expiration:		

Article:		Date d'achat:		LE PRIX
Marque:		Date d'expiration:		

Article:		Date d'achat:		LE PRIX
Marque:		Date d'expiration:		

Article:		Date d'achat:		LE PRIX
Marque:		Date d'expiration:		

Article:		Date d'achat:		LE PRIX
Marque:		Date d'expiration:		

PRODUITS DE SOINS CAPILLAIRES

Article:		Date d'achat:		LE PRIX
Marque:		Date d'expiration:		

Article:		Date d'achat:		LE PRIX
Marque:		Date d'expiration:		

Article:		Date d'achat:		LE PRIX
Marque:		Date d'expiration:		

Article:		Date d'achat:		LE PRIX
Marque:		Date d'expiration:		

Article:		Date d'achat:		LE PRIX
Marque:		Date d'expiration:		

Article:		Date d'achat:		LE PRIX
Marque:		Date d'expiration:		

Article:		Date d'achat:		LE PRIX
Marque:		Date d'expiration:		

PRODUITS À ESSAYER

NOM DU PRODUIT	LE MAGASIN	LE PRIX

PRODUITS À ESSAYER

NOM DU PRODUIT	LE MAGASIN	LE PRIX

SOINS DU CORPS -LISTE DE SOUHAITS

OBJET:		LE PRIX
MARQUE:		

OBJET:		LE PRIX
MARQUE:		

OBJET:		LE PRIX
MARQUE:		

OBJET:		LE PRIX
MARQUE:		

OBJET:		LE PRIX
MARQUE:		

OBJET:		LE PRIX
MARQUE:		

OBJET:		LE PRIX
MARQUE:		

SOINS DU CORPS - LISTE DE SOUHAITS

OBJET:		LE PRIX
MARQUE:		
OBJET:		LE PRIX
MARQUE:		
OBJET:		LE PRIX
MARQUE:		
OBJET:		LE PRIX
MARQUE:		
OBJET:		LE PRIX
MARQUE:		
OBJET:		LE PRIX
MARQUE:		
OBJET:		LE PRIX
MARQUE:		

SUIVI HYDRATATION

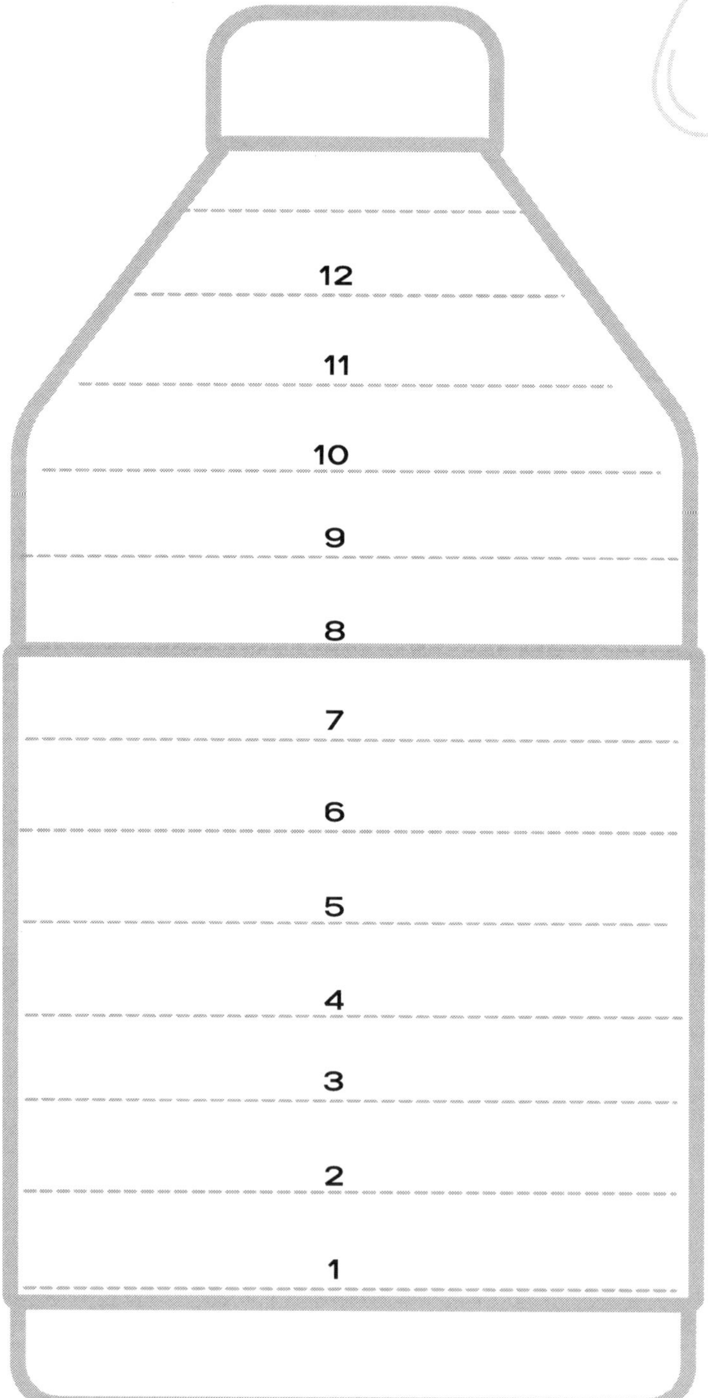

SUIVI HYDRATATION

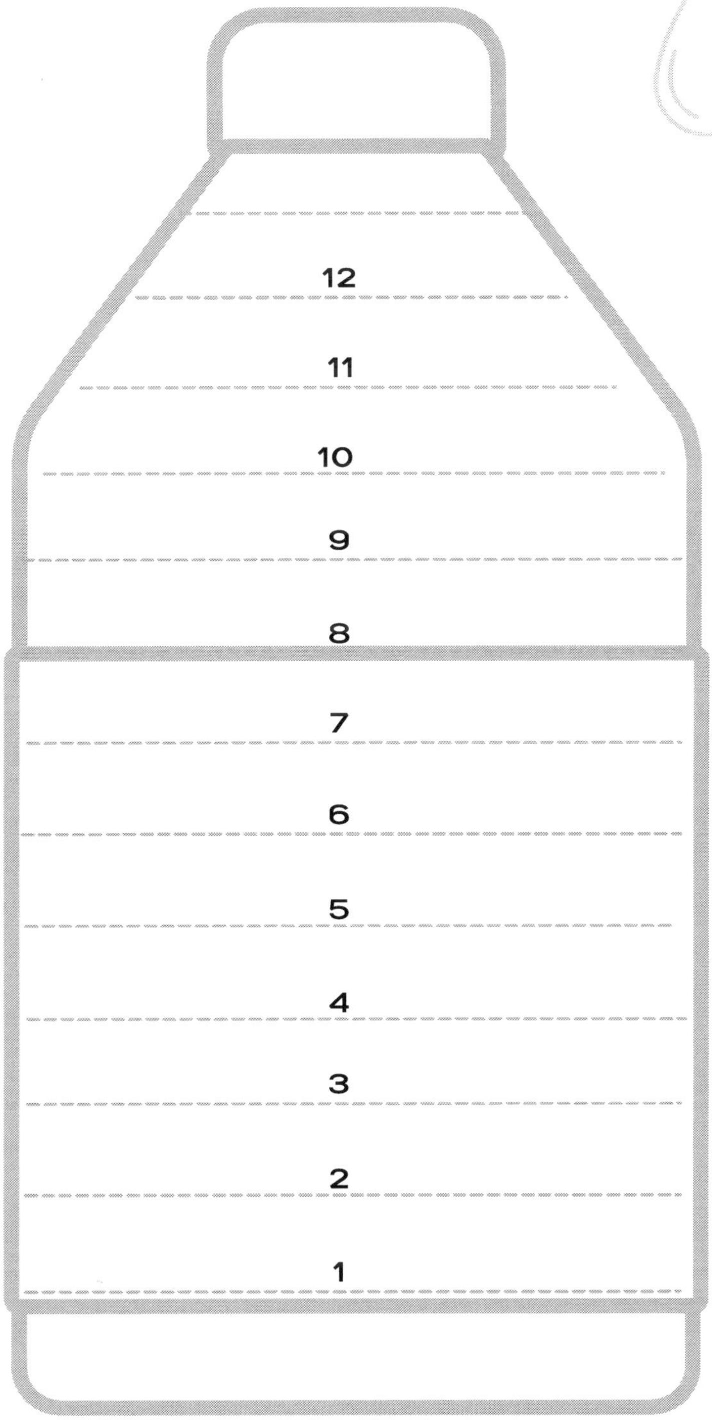

SUIVI HYDRATATION

12

11

10

9

8

7

6

5

4

3

2

1

SUIVI DU SOMMEIL

	JAN	FEV	MAR	AVR	MAI	JUIN	JUIL	AOUT	SEP	OCT	NOV	DEC
1												
2												
3												
4												
5												
6												
7												
8												
9												
10												
11												
12												
13												
14												
15												
16												
17												
18												
19												
20												
21												
22												
23												
24												
25												
26												
27												
28												
29												
30												
31												

- [ ] Paisible
- [ ] Rêve
- [ ] Agité
- [ ] Aucun souvenir
- [ ] Insomnie

Notes

SUIVI DU SOMMEIL

	JAN	FEV	MAR	AVR	MAI	JUIN	JUIL	AOUT	SEP	OCT	NOV	DEC
1												
2												
3												
4												
5												
6												
7												
8												
9												
10												
11												
12												
13												
14												
15												
16												
17												
18												
19												
20												
21												
22												
23												
24												
25												
26												
27												
28												
29												
30												
31												

☐ Paisible

☐ Rêve

☐ Agité

☐ Aucun souvenir

☐ Insomnie

Notes

SUIVI DU SOMMEIL

	JAN	FEV	MAR	AVR	MAI	JUIN	JUIL	AOUT	SEP	OCT	NOV	DEC
1												
2												
3												
4												
5												
6												
7												
8												
9												
10												
11												
12												
13												
14												
15												
16												
17												
18												
19												
20												
21												
22												
23												
24												
25												
26												
27												
28												
29												
30												
31												

- [ ] Paisible
- [ ] Rêve
- [ ] Agité
- [ ] Aucun souvenir
- [ ] Insomnie

Notes

SUIVI DE PÉRIODE

MOIS ____________________

○ LOURD ○ NORMAL ○ LÉGER

JANVIER

1 2 3 4 5 6 7 8 9 10 11 12 13 14 15 16 17 18 19 20 21 22 23 24 25 26 27 38 29 30 31

FEVRER

1 2 3 4 5 6 7 8 9 10 11 12 13 14 15 16 17 18 19 20 21 22 23 24 25 26 27 38 29 30 31

MARS

1 2 3 4 5 6 7 8 9 10 11 12 13 14 15 16 17 18 19 20 21 22 23 24 25 26 27 38 29 30 31

AVRIL

1 2 3 4 5 6 7 8 9 10 11 12 13 14 15 16 17 18 19 20 21 22 23 24 25 26 27 38 29 30 31

MAI

1 2 3 4 5 6 7 8 9 10 11 12 13 14 15 16 17 18 19 20 21 22 23 24 25 26 27 38 29 30 31

JUIN

1 2 3 4 5 6 7 8 9 10 11 12 13 14 15 16 17 18 19 20 21 22 23 24 25 26 27 38 29 30 31

JUILLET

1 2 3 4 5 6 7 8 9 10 11 12 13 14 15 16 17 18 19 20 21 22 23 24 25 26 27 38 29 30 31

AOUT

1 2 3 4 5 6 7 8 9 10 11 12 13 14 15 16 17 18 19 20 21 22 23 24 25 26 27 38 29 30 31

SEPTEMBRE

1 2 3 4 5 6 7 8 9 10 11 12 13 14 15 16 17 18 19 20 21 22 23 24 25 26 27 38 29 30 31

OCTOBRE

1 2 3 4 5 6 7 8 9 10 11 12 13 14 15 16 17 18 19 20 21 22 23 24 25 26 27 38 29 30 31

NOVEMBRE

1 2 3 4 5 6 7 8 9 10 11 12 13 14 15 16 17 18 19 20 21 22 23 24 25 26 27 38 29 30 31

DECEMBRE

1 2 3 4 5 6 7 8 9 10 11 12 13 14 15 16 17 18 19 20 21 22 23 24 25 26 27 38 29 30 31

SUIVI DE PÉRIODE

MOIS ____________________

◯ LOURD ◯ NORMAL ◯ LÉGER

JANVIER

1 2 3 4 5 6 7 8 9 10 11 12 13 14 15 16 17 18 19 20 21 22 23 24 25 26 27 38 29 30 31

FEVRER

1 2 3 4 5 6 7 8 9 10 11 12 13 14 15 16 17 18 19 20 21 22 23 24 25 26 27 38 29 30 31

MARS

1 2 3 4 5 6 7 8 9 10 11 12 13 14 15 16 17 18 19 20 21 22 23 24 25 26 27 38 29 30 31

AVRIL

1 2 3 4 5 6 7 8 9 10 11 12 13 14 15 16 17 18 19 20 21 22 23 24 25 26 27 38 29 30 31

MAI

1 2 3 4 5 6 7 8 9 10 11 12 13 14 15 16 17 18 19 20 21 22 23 24 25 26 27 38 29 30 31

JUIN

1 2 3 4 5 6 7 8 9 10 11 12 13 14 15 16 17 18 19 20 21 22 23 24 25 26 27 38 29 30 31

JUILLET

1 2 3 4 5 6 7 8 9 10 11 12 13 14 15 16 17 18 19 20 21 22 23 24 25 26 27 38 29 30 31

AOUT

1 2 3 4 5 6 7 8 9 10 11 12 13 14 15 16 17 18 19 20 21 22 23 24 25 26 27 38 29 30 31

SEPTEMBRE

1 2 3 4 5 6 7 8 9 10 11 12 13 14 15 16 17 18 19 20 21 22 23 24 25 26 27 38 29 30 31

OCTOBRE

1 2 3 4 5 6 7 8 9 10 11 12 13 14 15 16 17 18 19 20 21 22 23 24 25 26 27 38 29 30 31

NOVEMBRE

1 2 3 4 5 6 7 8 9 10 11 12 13 14 15 16 17 18 19 20 21 22 23 24 25 26 27 38 29 30 31

DECEMBRE

1 2 3 4 5 6 7 8 9 10 11 12 13 14 15 16 17 18 19 20 21 22 23 24 25 26 27 38 29 30 31

SUIVI DE PÉRIODE

MOIS ____________________

◯ LOURD ◯ NORMAL ◯ LÉGER

JANVIER

1 2 3 4 5 6 7 8 9 10 11 12 13 14 15 16 17 18 19 20 21 22 23 24 25 26 27 38 29 30 31

FEVRER

1 2 3 4 5 6 7 8 9 10 11 12 13 14 15 16 17 18 19 20 21 22 23 24 25 26 27 38 29 30 31

MARS

1 2 3 4 5 6 7 8 9 10 11 12 13 14 15 16 17 18 19 20 21 22 23 24 25 26 27 38 29 30 31

AVRIL

1 2 3 4 5 6 7 8 9 10 11 12 13 14 15 16 17 18 19 20 21 22 23 24 25 26 27 38 29 30 31

MAI

1 2 3 4 5 6 7 8 9 10 11 12 13 14 15 16 17 18 19 20 21 22 23 24 25 26 27 38 29 30 31

JUIN

1 2 3 4 5 6 7 8 9 10 11 12 13 14 15 16 17 18 19 20 21 22 23 24 25 26 27 38 29 30 31

JUILLET

1 2 3 4 5 6 7 8 9 10 11 12 13 14 15 16 17 18 19 20 21 22 23 24 25 26 27 38 29 30 31

AOUT

1 2 3 4 5 6 7 8 9 10 11 12 13 14 15 16 17 18 19 20 21 22 23 24 25 26 27 38 29 30 31

SEPTEMBRE

1 2 3 4 5 6 7 8 9 10 11 12 13 14 15 16 17 18 19 20 21 22 23 24 25 26 27 38 29 30 31

OCTOBRE

1 2 3 4 5 6 7 8 9 10 11 12 13 14 15 16 17 18 19 20 21 22 23 24 25 26 27 38 29 30 31

NOVEMBRE

1 2 3 4 5 6 7 8 9 10 11 12 13 14 15 16 17 18 19 20 21 22 23 24 25 26 27 38 29 30 31

DECEMBRE

1 2 3 4 5 6 7 8 9 10 11 12 13 14 15 16 17 18 19 20 21 22 23 24 25 26 27 38 29 30 31

PRODUITS FAVORIS - LES SOINS DU CORPS

Article:		Date d'achat:		LE PRIX
Marque:		Date d'expiration:		

Article:		Date d'achat:		LE PRIX
Marque:		Date d'expiration:		

Article:		Date d'achat:		LE PRIX
Marque:		Date d'expiration:		

Article:		Date d'achat:		LE PRIX
Marque:		Date d'expiration:		

Article:		Date d'achat:		LE PRIX
Marque:		Date d'expiration:		

Article:		Date d'achat:		LE PRIX
Marque:		Date d'expiration:		

Article:		Date d'achat:		LE PRIX
Marque:		Date d'expiration:		

PRODUITS FAVORIS - LES SOINS DU CORPS

Article:		Date d'achat:		LE PRIX
Marque:		Date d'expiration:		

Article:		Date d'achat:		LE PRIX
Marque:		Date d'expiration:		

Article:		Date d'achat:		LE PRIX
Marque:		Date d'expiration:		

Article:		Date d'achat:		LE PRIX
Marque:		Date d'expiration:		

Article:		Date d'achat:		LE PRIX
Marque:		Date d'expiration:		

Article:		Date d'achat:		LE PRIX
Marque:		Date d'expiration:		

Article:		Date d'achat:		LE PRIX
Marque:		Date d'expiration:		

AVIS SUR LES PRODUITS

MARQUE DE PRODUIT	PRIX ET DATE D'ACHAT
INGRÉDIENTS	AVIS
RECOMMANDATIONS : ACHETER ENCORE ?	OUI / NON

MARQUE DE PRODUIT	PRIX ET DATE D'ACHAT
INGRÉDIENTS	AVIS
RECOMMANDATIONS : ACHETER ENCORE ?	OUI / NON

MARQUE DE PRODUIT	PRIX ET DATE D'ACHAT
INGRÉDIENTS	AVIS
RECOMMANDATIONS : ACHETER ENCORE ?	OUI / NON

AVIS SUR LES PRODUITS

MARQUE DE PRODUIT	PRIX ET DATE D'ACHAT
INGRÉDIENTS	AVIS
RECOMMANDATIONS : ACHETER ENCORE ?	OUI / NON

MARQUE DE PRODUIT	PRIX ET DATE D'ACHAT
INGRÉDIENTS	AVIS
RECOMMANDATIONS : ACHETER ENCORE ?	OUI / NON

MARQUE DE PRODUIT	PRIX ET DATE D'ACHAT
INGRÉDIENTS	AVIS
RECOMMANDATIONS : ACHETER ENCORE ?	OUI / NON

AVIS SUR LES PRODUITS

MARQUE DE PRODUIT	PRIX ET DATE D'ACHAT
INGRÉDIENTS	AVIS
RECOMMANDATIONS : ACHETER ENCORE ?	OUI / NON

MARQUE DE PRODUIT	PRIX ET DATE D'ACHAT
INGRÉDIENTS	AVIS
RECOMMANDATIONS : ACHETER ENCORE ?	OUI / NON

MARQUE DE PRODUIT	PRIX ET DATE D'ACHAT
INGRÉDIENTS	AVIS
RECOMMANDATIONS : ACHETER ENCORE ?	OUI / NON

TOP PRODUITS

REMARQUES	TOP CRÈMES VISAGE
	☆
	☆
	☆
	☆
	☆

REMARQUES	TOP CRÈMES VISAGE
	☆
	☆
	☆
	☆
	☆

REMARQUES	TOP CRÈMES VISAGE
	☆
	☆
	☆
	☆
	☆

TOP PRODUITS

REMARQUES	TOP CRÈMES VISAGE
	☆
	☆
	☆
	☆
	☆

REMARQUES	TOP CRÈMES VISAGE
	☆
	☆
	☆
	☆
	☆

REMARQUES	TOP CRÈMES VISAGE
	☆
	☆
	☆
	☆
	☆

LISTE DE CONTACTS - SOINS DE BEAUTÉ

NOM ENTREPRISE
E-MAIL TÉLÉPHONE
ADRESSE
REMARQUES

NOM ENTREPRISE
E-MAIL TÉLÉPHONE
ADRESSE
REMARQUES

NOM ENTREPRISE
E-MAIL TÉLÉPHONE
ADRESSE
REMARQUES

NOM ENTREPRISE
E-MAIL TÉLÉPHONE
ADRESSE
REMARQUES

NOM ENTREPRISE
E-MAIL TÉLÉPHONE
ADRESSE
REMARQUES

NOM ENTREPRISE
E-MAIL TÉLÉPHONE
ADRESSE
REMARQUES

LISTE DE CONTACTS - SOINS DE BEAUTÉ

NOM ENTREPRISE
E-MAIL TÉLÉPHONE
ADRESSE
REMARQUES

NOM ENTREPRISE
E-MAIL TÉLÉPHONE
ADRESSE
REMARQUES

NOM ENTREPRISE
E-MAIL TÉLÉPHONE
ADRESSE
REMARQUES

NOM ENTREPRISE
E-MAIL TÉLÉPHONE
ADRESSE
REMARQUES

NOM ENTREPRISE
E-MAIL TÉLÉPHONE
ADRESSE
REMARQUES

NOM ENTREPRISE
E-MAIL TÉLÉPHONE
ADRESSE
REMARQUES

ÉQUILIBRE DE VIE

MOIS ______________________

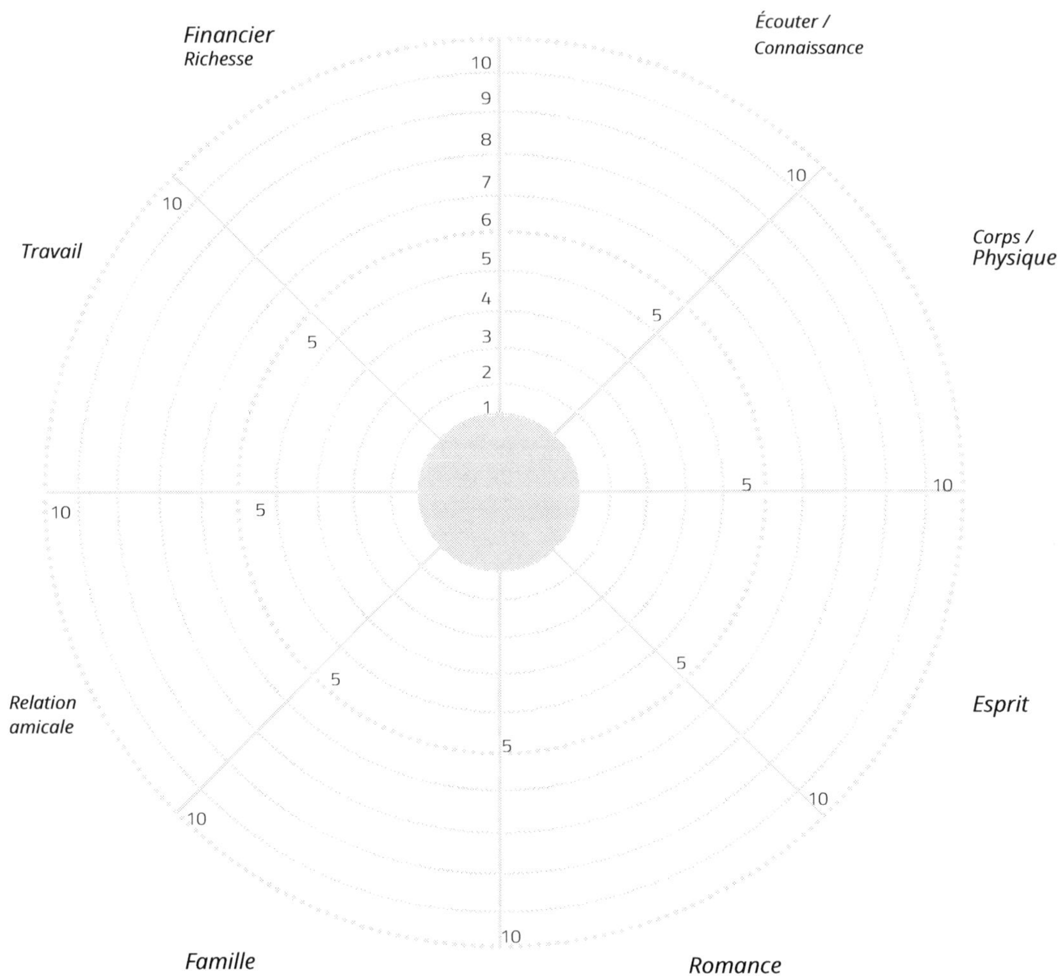

NOTES

ÉQUILIBRE DE VIE

MOIS ______________________

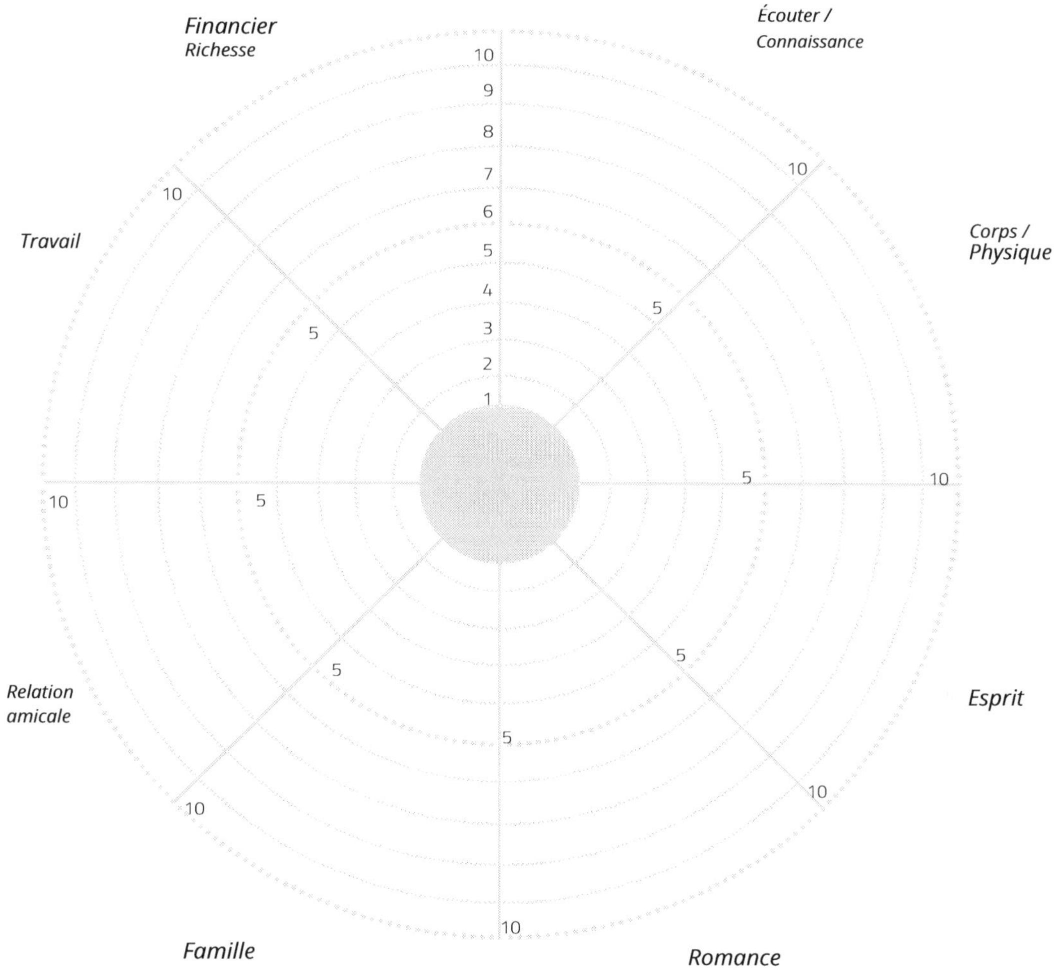

NOTES

ÉQUILIBRE DE VIE

MOIS ______________________

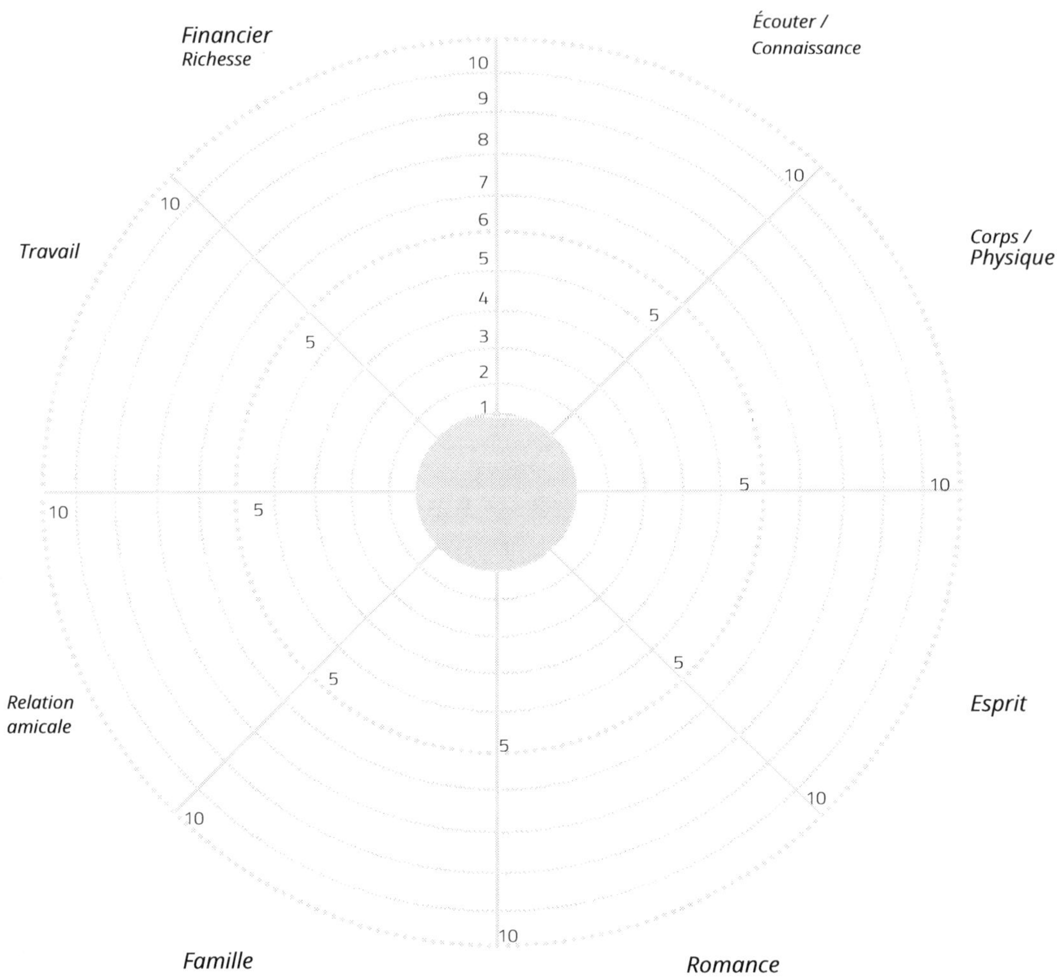

NOTES

PLAN D'AUTO-SOINS

OBJECTIFS POUR MON ESPRIT ET MON ÂME

☆ ______

☆ ______

☆ ______

OBJECTIFS POUR MON CORPS

☆ ______

☆ ______

☆ ______

LES BONNES RÈGLES ET HABITUDES AVEC LESQUELLES JE VEUX VIVRE

☆ ______

☆ ______

☆ ______

NOTES

CORPS, ESPRIT, ÂME

CORPS	L	M	M	J	V	S	D
	○	○	○	○	○	○	○
	○	○	○	○	○	○	○
	○	○	○	○	○	○	○
	○	○	○	○	○	○	○
	○	○	○	○	○	○	○
	○	○	○	○	○	○	○
	○	○	○	○	○	○	○

ESPRIT	L	M	M	J	V	S	D
	○	○	○	○	○	○	○
	○	○	○	○	○	○	○
	○	○	○	○	○	○	○
	○	○	○	○	○	○	○
	○	○	○	○	○	○	○
	○	○	○	○	○	○	○
	○	○	○	○	○	○	○

ÂME	L	M	M	J	V	S	D
	○	○	○	○	○	○	○
	○	○	○	○	○	○	○
	○	○	○	○	○	○	○
	○	○	○	○	○	○	○
	○	○	○	○	○	○	○
	○	○	○	○	○	○	○
	○	○	○	○	○	○	○

CORPS, ESPRIT, ÂME

CORPS	L	M	M	J	V	S	D
	○	○	○	○	○	○	○
	○	○	○	○	○	○	○
	○	○	○	○	○	○	○
	○	○	○	○	○	○	○
	○	○	○	○	○	○	○
	○	○	○	○	○	○	○
	○	○	○	○	○	○	○

ESPRIT	L	M	M	J	V	S	D
	○	○	○	○	○	○	○
	○	○	○	○	○	○	○
	○	○	○	○	○	○	○
	○	○	○	○	○	○	○
	○	○	○	○	○	○	○
	○	○	○	○	○	○	○
	○	○	○	○	○	○	○

ÂME	L	M	M	J	V	S	D
	○	○	○	○	○	○	○
	○	○	○	○	○	○	○
	○	○	○	○	○	○	○
	○	○	○	○	○	○	○
	○	○	○	○	○	○	○
	○	○	○	○	○	○	○
	○	○	○	○	○	○	○

CORPS, ESPRIT, ÂME

CORPS	L	M	M	J	V	S	D
	○	○	○	○	○	○	○
	○	○	○	○	○	○	○
	○	○	○	○	○	○	○
	○	○	○	○	○	○	○
	○	○	○	○	○	○	○
	○	○	○	○	○	○	○
	○	○	○	○	○	○	○

ESPRIT	L	M	M	J	V	S	D
	○	○	○	○	○	○	○
	○	○	○	○	○	○	○
	○	○	○	○	○	○	○
	○	○	○	○	○	○	○
	○	○	○	○	○	○	○
	○	○	○	○	○	○	○
	○	○	○	○	○	○	○

ÂME	L	M	M	J	V	S	D
	○	○	○	○	○	○	○
	○	○	○	○	○	○	○
	○	○	○	○	○	○	○
	○	○	○	○	○	○	○
	○	○	○	○	○	○	○
	○	○	○	○	○	○	○
	○	○	○	○	○	○	○

SOIN DE L'ÂME

LETTRE

MES MEILLEURS AMIS SONT

MES CHANSONS PRÉFÉRÉES

MON ÉMISSION TÉLÉ PRÉFÉRÉE

MON LIVRE PRÉFÉRÉ

MES PEURS

SOIN DE L'ÂME

LETTRE

MES MEILLEURS AMIS SONT

MES CHANSONS PRÉFÉRÉES

MON ÉMISSION TÉLÉ PRÉFÉRÉE

MON LIVRE PRÉFÉRÉ

MES PEURS

SOIN DE L'ÂME

LETTRE

MES MEILLEURS AMIS SONT

MES CHANSONS PRÉFÉRÉES

MON ÉMISSION TÉLÉ PRÉFÉRÉE

MON LIVRE PRÉFÉRÉ

MES PEURS

TO DO LIST

LISTE DE CHOSES À FAIRE POUR

TO DO LIST

LISTE DE CHOSES À FAIRE POUR

JOURNAL QUOTIDIEN

OBJECTIF DU JOUR	HEURE SOMMEIL

À FAIRE	MON PLANNING

CHECKLIST DE SOINS

PLAN DE REPAS

PETIT-DÉJEUNER

DÉJEUNER

DÎNER

COLLATION / DESSERT

MES NOTES ET PENSÉES

JOURNAL QUOTIDIEN

OBJECTIF DU JOUR	HEURE SOMMEIL

À FAIRE	MON PLANNING

CHECKLIST DE SOINS

PLAN DE REPAS

PETIT-DÉJEUNER

DÉJEUNER

DÎNER

COLLATION / DESSERT

MES NOTES ET PENSÉES

JOURNAL QUOTIDIEN

OBJECTIF DU JOUR	HEURE SOMMEIL

À FAIRE	MON PLANNING

CHECKLIST DE SOINS

PLAN DE REPAS

PETIT-DÉJEUNER

DÉJEUNER

DÎNER

COLLATION / DESSERT

MES NOTES ET PENSÉES

JOURNAL HEBDOMADAIRE

LUNDI

MARDI

MERCREDI

JEUDI

VENDREDI

SAMEDI

DIMANCHE

OBJECTIFS

1

2

3

LISTE DE CHOSES À FAIRE

REMARQUES

JOURNAL HEBDOMADAIRE

LUNDI

MARDI

MERCREDI

JEUDI

VENDREDI

SAMEDI

DIMANCHE

OBJECTIFS

1

2

3

LISTE DE CHOSES À FAIRE

REMARQUES

JOURNAL HEBDOMADAIRE

LUNDI

MARDI

MERCREDI

JEUDI

VENDREDI

SAMEDI

DIMANCHE

OBJECTIFS

1

2

3

LISTE DE CHOSES À FAIRE

REMARQUES

MÉDITATION

MES OBJECTIFS DE MÉDITATION
1
2
3

DATE	EXERCICE DE MÉDITATION	TEMPS TOTAL

MÉDITATION

MES OBJECTIFS DE MÉDITATION
1
2
3

DATE	EXERCICE DE MÉDITATION	TEMPS TOTAL

MÉDITATION

MES OBJECTIFS DE MÉDITATION
1
2
3

DATE	EXERCICE DE MÉDITATION	TEMPS TOTAL

AFFIRMATIONS

Dans cette partie, vous allez écrire des affirmations positives qui auront un impact positif sur les aspects de votre vie que vous essayez d'améliorer.
Quelques points importants : **Premièrement**, écrivez toujours vos affirmations au présent en utilisant le pronom "je". **Deuxièmement**, utilisez des mots affirmatifs et positifs (évitez les mots comme "ne peut pas", "ne veut pas", "ne sera pas", etc.)

Par exemple, "Je suis plein d'énergie et j'agis toujours", au lieu de "Je ne suis pas paresseux". Troisièmement, il est important de prendre l'habitude d'utiliser ces affirmations lorsque vous faites le contraire de ce que vous savez que vous devriez faire.

Des relations

ex. « J'aime et je donne dans mes relations ». « Je contrôle les personnes que je laisse entrer dans ma vie »

La finance

ex. « Je suis capable de créer la vie financière de mes rêves grâce à un travail acharné et à mon dévouement »

Carrière

ex. « Je cherche toujours à me développer professionnellement »

Santé et forme

ex. « Je contrôle ma forme physique »

Aimer

ex. « J'ai des gens qui m'aiment »

AFFIRMATIONS

Dans cette partie, vous allez écrire des affirmations positives qui auront un impact positif sur les aspects de votre vie que vous essayez d'améliorer.
Quelques points importants : **Premièremen**t, écrivez toujours vos affirmations au présent en utilisant le pronom "je". **Deuxièmement**, utilisez des mots affirmatifs et positifs (évitez les mots comme "ne peut pas", "ne veut pas", "ne sera pas", etc.)

Par exemple, "Je suis plein d'énergie et j'agis toujours", au lieu de "Je ne suis pas paresseux". Troisièmement, il est important de prendre l'habitude d'utiliser ces affirmations lorsque vous faites le contraire de ce que vous savez que vous devriez faire.

Des relations

ex. « J'aime et je donne dans mes relations ». « Je contrôle les personnes que je laisse entrer dans ma vie »

La finance

ex. « Je suis capable de créer la vie financière de mes rêves grâce à un travail acharné et à mon dévouement »

Carrière

ex. « Je cherche toujours à me développer professionnellement »

Santé et forme

ex. « Je contrôle ma forme physique »

Aimer

ex. « J'ai des gens qui m'aiment »

SUIVI DE L'HUMEUR

MOIS ____________________

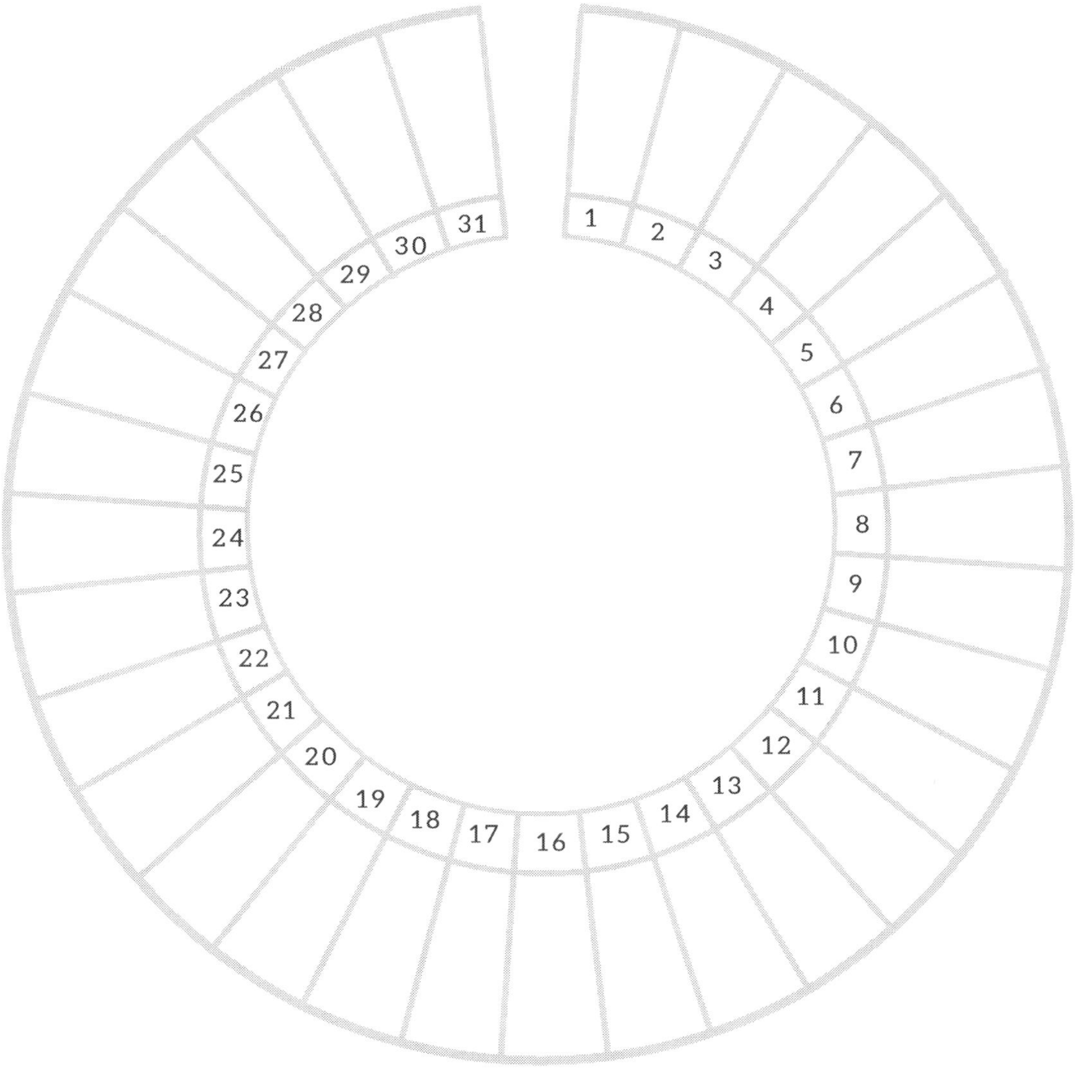

NEUTRE	FATIGUÉ(E)E	STRESSÉ(E)	
GRINCHEUX	MALADE	TRISTE	
DÉTENDU(E)	CONTENT(E)	EN COLÈRE	

SUIVI DE L'HUMEUR

MOIS ______________________

1 2 3 4 5 6 7 8 9 10 11 12 13 14 15 16 17 18 19 20 21 22 23 24 25 26 27 28 29 30 31

NEUTRE	FATIGUÉ(E)E	STRESSÉ(E)	
GRINCHEUX	MALADE	TRISTE	
DÉTENDU(E)	CONTENT(E)	EN COLÈRE	

SUIVI DE L'HUMEUR

MOIS ______________________

1 2 3 4 5 6 7 8 9 10 11 12 13 14 15 16 17 18 19 20 21 22 23 24 25 26 27 28 29 30 31

NEUTRE	FATIGUÉ(E)E	STRESSÉ(E)	
GRINCHEUX	MALADE	TRISTE	
DÉTENDU(E)	CONTENT(E)	EN COLÈRE	

Année en couleur

	JAN	FÉV	MAR	AVR	MAI	JUIN	JUIL	AOUT	SEPT	OCT	NOV	DÉC
1												
2												
3												
4												
5												
6												
7												
8												
9												
10												
11												
12												
13												
14												
15												
16												
17												
18												
19												
20												
21												
22												
23												
24												
25												
26												
27												
28												
29												
30												
31												

SUIVI DE LA BIENVEILLANCE

MOIS ______________________

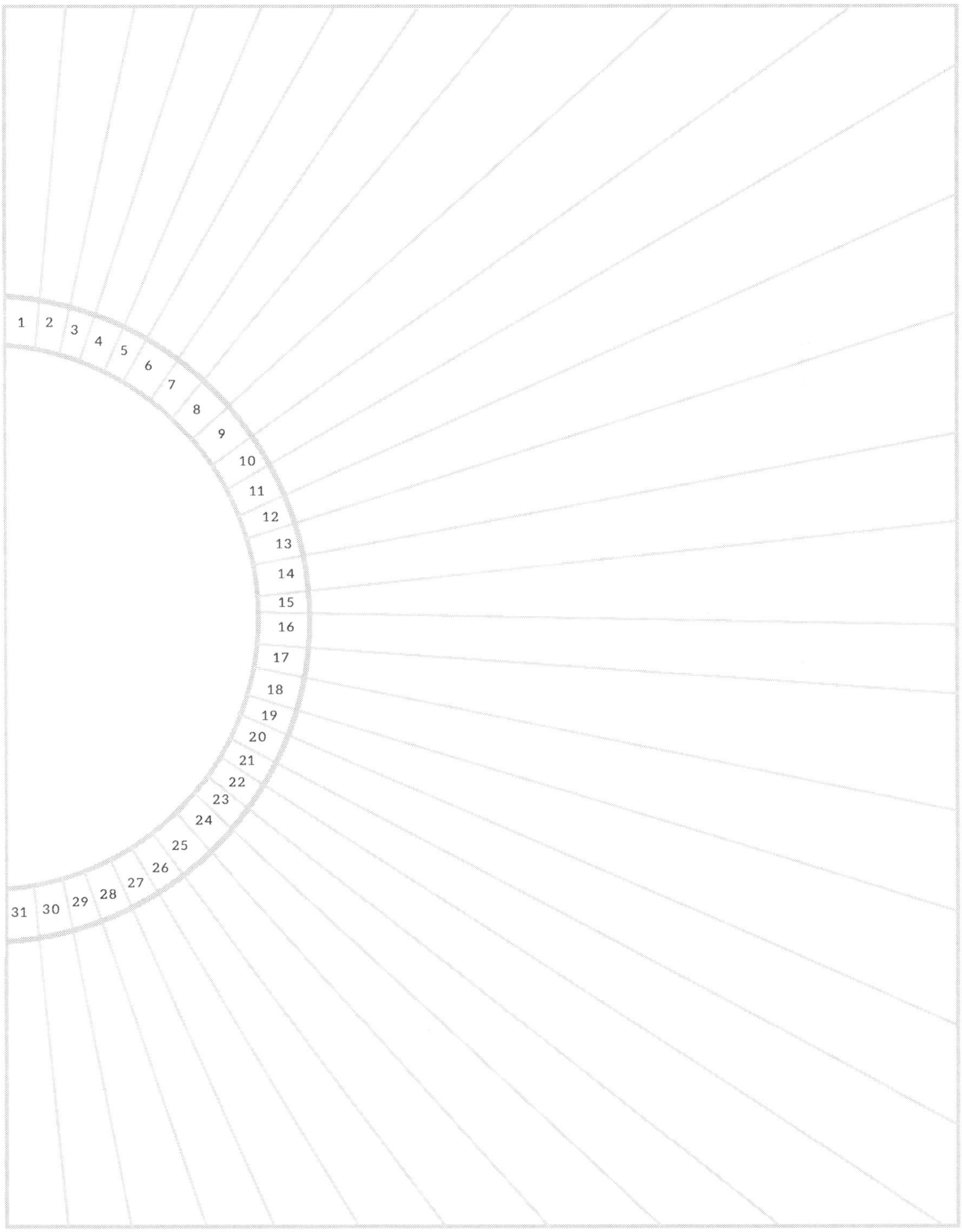

SUIVI DE LA BIENVEILLANCE

MOIS ______________________

1 2 3 4 5 6 7 8 9 10 11 12 13 14 15 16 17 18 19 20 21 22 23 24 25 26 27 28 29 30 31

SUIVI DE LA BIENVEILLANCE

MOIS ______________________

1 2 3 4 5 6 7 8 9 10 11 12 13 14 15 16 17 18 19 20 21 22 23 24 25 26 27 28 29 30 31

JOURNAL DE YOGA

LA DATE	MUSIQUE

POSE / S	TEMPS	FAIT
		○
		○
		○
		○
		○
		○

OBJECTIF/S POUR LA SÉANCE DE YOGA D'AUJOURD'HUI

JOURNAL DE YOGA

LA DATE

MUSIQUE

POSE / S	TEMPS	FAIT
		○
		○
		○
		○
		○
		○

OBJECTIF/S POUR LA SÉANCE DE YOGA D'AUJOURD'HUI

JOURNAL DE YOGA

LA DATE	MUSIQUE

POSE / S	TEMPS	FAIT
		○
		○
		○
		○
		○
		○

OBJECTIF/S POUR LA SÉANCE DE YOGA D'AUJOURD'HUI

CALENDRIER DE SOINS PERSONNELS

lun	mar	mer	jeu	ven	sam	dim

CALENDRIER DE SOINS PERSONNELS

lun	mar	mer	jeu	ven	sam	dim

CALENDRIER DE SOINS PERSONNELS

lun	mar	mer	jeu	ven	sam	dim

MES RESSOURCES

Livres	Auteur

Podcasts	Sujet

Phrases de motivation	Sujet

Sites Internet	Sujet

MES RESSOURCES

Livres	Auteur

Podcasts	Sujet

Phrases de motivation	Sujet

Sites Internet	Sujet

OUTIL DE SUIVI DU BIEN-ÊTRE

OBJECTIFS: MOIS ____________

L'EAU	AIR FRAIS	MOUVEMENT	REPOS	DES FRUITS	LÉGUMES

SEMAINE 1	LUN	MAR	MER	JEU	VEN	SAM	Dim
L'EAU	○	○	○	○	○	○	○
AIR FRAIS	○	○	○	○	○	○	○
MOUVEMENT	○	○	○	○	○	○	○
REPOS	○	○	○	○	○	○	○
DES FRUITS	○	○	○	○	○	○	○
LÉGUMES	○	○	○	○	○	○	○

SEMAINE 2	LUN	MAR	MER	JEU	VEN	SAM	Dim
L'EAU	○	○	○	○	○	○	○
AIR FRAIS	○	○	○	○	○	○	○
MOUVEMENT	○	○	○	○	○	○	○
REPOS	○	○	○	○	○	○	○
DES FRUITS	○	○	○	○	○	○	○
LÉGUMES	○	○	○	○	○	○	○

SEMAINE 3	LUN	MAR	MER	JEU	VEN	SAM	Dim
L'EAU	○	○	○	○	○	○	○
AIR FRAIS	○	○	○	○	○	○	○
MOUVEMENT	○	○	○	○	○	○	○
REPOS	○	○	○	○	○	○	○
DES FRUITS	○	○	○	○	○	○	○
LÉGUMES	○	○	○	○	○	○	○

SEMAINE 4	LUN	MAR	MER	JEU	VEN	SAM	Dim
L'EAU	○	○	○	○	○	○	○
AIR FRAIS	○	○	○	○	○	○	○
MOUVEMENT	○	○	○	○	○	○	○
REPOS	○	○	○	○	○	○	○
DES FRUITS	○	○	○	○	○	○	○
LÉGUMES	○	○	○	○	○	○	○

OUTIL DE SUIVI DU BIEN-ÊTRE

OBJECTIFS: MOIS ______________

L'EAU	AIR FRAIS	MOUVEMENT	REPOS	DES FRUITS	LÉGUMES

SEMAINE 1	LUN	MAR	MER	JEU	VEN	SAM	Dim
L'EAU							
AIR FRAIS							
MOUVEMENT							
REPOS							
DES FRUITS							
LÉGUMES							

SEMAINE 2	LUN	MAR	MER	JEU	VEN	SAM	Dim
L'EAU							
AIR FRAIS							
MOUVEMENT							
REPOS							
DES FRUITS							
LÉGUMES							

SEMAINE 3	LUN	MAR	MER	JEU	VEN	SAM	Dim
L'EAU							
AIR FRAIS							
MOUVEMENT							
REPOS							
DES FRUITS							
LÉGUMES							

SEMAINE 4	LUN	MAR	MER	JEU	VEN	SAM	Dim
L'EAU							
AIR FRAIS							
MOUVEMENT							
REPOS							
DES FRUITS							
LÉGUMES							

OUTIL DE SUIVI DU BIEN-ÊTRE

OBJECTIFS: MOIS ____________________

L'EAU	AIR FRAIS	MOUVEMENT	REPOS	DES FRUITS	LÉGUMES

SEMAINE 1	LUN	MAR	MER	JEU	VEN	SAM	Dim
L'EAU							
AIR FRAIS							
MOUVEMENT							
REPOS							
DES FRUITS							
LÉGUMES							

SEMAINE 2	LUN	MAR	MER	JEU	VEN	SAM	Dim
L'EAU							
AIR FRAIS							
MOUVEMENT							
REPOS							
DES FRUITS							
LÉGUMES							

SEMAINE 3	LUN	MAR	MER	JEU	VEN	SAM	Dim
L'EAU							
AIR FRAIS							
MOUVEMENT							
REPOS							
DES FRUITS							
LÉGUMES							

SEMAINE 4	LUN	MAR	MER	JEU	VEN	SAM	Dim
L'EAU							
AIR FRAIS							
MOUVEMENT							
REPOS							
DES FRUITS							
LÉGUMES							

SUIVI DE ROUTINE

DATE ______________________

MATIN

DE ________

À ________

L	M	M	J	V	S	D
○	○	○	○	○	○	○
○	○	○	○	○	○	○
○	○	○	○	○	○	○
○	○	○	○	○	○	○
○	○	○	○	○	○	○
○	○	○	○	○	○	○

APRÈS MIDI

DE ________

À ________

L	M	M	J	V	S	D
○	○	○	○	○	○	○
○	○	○	○	○	○	○
○	○	○	○	○	○	○
○	○	○	○	○	○	○
○	○	○	○	○	○	○
○	○	○	○	○	○	○

SOIRÉE

DE ________

À ________

L	M	M	J	V	S	D
○	○	○	○	○	○	○
○	○	○	○	○	○	○
○	○	○	○	○	○	○
○	○	○	○	○	○	○
○	○	○	○	○	○	○
○	○	○	○	○	○	○

SUIVI DE ROUTINE

DATE ______________________

MATIN

L	M	M	J	V	S	D
○	○	○	○	○	○	○
○	○	○	○	○	○	○
○	○	○	○	○	○	○
○	○	○	○	○	○	○
○	○	○	○	○	○	○
○	○	○	○	○	○	○

DE ____________

À ____________

APRÈS MIDI

L	M	M	J	V	S	D
○	○	○	○	○	○	○
○	○	○	○	○	○	○
○	○	○	○	○	○	○
○	○	○	○	○	○	○
○	○	○	○	○	○	○
○	○	○	○	○	○	○

DE ____________

À ____________

SOIRÉE

L	M	M	J	V	S	D
○	○	○	○	○	○	○
○	○	○	○	○	○	○
○	○	○	○	○	○	○
○	○	○	○	○	○	○
○	○	○	○	○	○	○
○	○	○	○	○	○	○

DE ____________

À ____________

SUIVI DE ROUTINE

DATE ____________________

MATIN

DE ________

À ________

L	M	M	J	V	S	D

APRÈS MIDI

DE ________

À ________

L	M	M	J	V	S	D

SOIRÉE

DE ________

À ________

L	M	M	J	V	S	D

SUIVI DES COMPLÉMENTS ALIMENTAIRES

La description	Dosage
À PRENDRE POUR	Dates de début

Date	Jour de la semaine	Petit-déjeuner	Déjeuner	Dîner	Remarques

SUIVI DES COMPLÉMENTS ALIMENTAIRES

La description	Dosage
À PRENDRE POUR	Dates de début

Date	Jour de la semaine	Petit-déjeuner	Déjeuner	Dîner	Remarques

VITAMINES

VITAMINES :
LA FRÉQUENCE:
DOSE:
TEMPS:
DATE:

VITAMINES :
LA FRÉQUENCE:
DOSE:
TEMPS:
DATE:

VITAMINES :
LA FRÉQUENCE:
DOSE:
TEMPS:
DATE:

VITAMINES :
LA FRÉQUENCE:
DOSE:
TEMPS:
DATE:

VITAMINES

VITAMINES :
LA FRÉQUENCE:
DOSE:
TEMPS:
DATE:

VITAMINES :
LA FRÉQUENCE:
DOSE:
TEMPS:
DATE:

VITAMINES :
LA FRÉQUENCE:
DOSE:
TEMPS:
DATE:

VITAMINES :
LA FRÉQUENCE:
DOSE:
TEMPS:
DATE:

Notes

Notes

Notes

Printed by Amazon Italia Logistica S.r.l.
Torrazza Piemonte (TO), Italy

49915041R00070